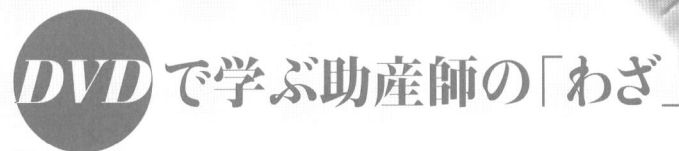

仰臥位分娩介助技術

DVDで学ぶ助産師の「わざ」

熟練の技を求めて

村上明美 編著

医歯薬出版株式会社

●執筆，DVD 編集
村上 明美　神奈川県立保健福祉大学　学長

● DVD 撮影協力
谷口 千絵，吉田 安子，田辺 けい子
神奈川県立保健福祉大学　リプロダクティブ・ヘルスケア／助産学領域
※ Chapter2，DVD 撮影協力

中田 かおり
国際医療福祉大学　小田原保健医療学部　看護学科
※ Chapter2，DVD 撮影協力

医療法人徳洲会　大和徳洲会病院　産婦人科病棟
独立行政法人労働者健康福祉機構　関東労災病院　9 階病棟
※ Chapter3，DVD 撮影協力

This book is originally published in Japanese
under the title of :

GYOUGAI BUNBEN KAIJOGIJUTSU
(The Skills of Midwifery Giving Birth in the Supine Position)

MURAKAMI, Akemi
President
Kanagawa University of Human Services

Ⓒ 2015 1st ed.

ISHIYAKU PUBLISHERS, INC.
　7-10, Honkomagome 1 chome, Bunkyo-ku,
　Tokyo 113-8612, Japan

はじめに

　2009年に『DVDで学ぶ開業助産師の「わざ」フリースタイル分娩介助』（医歯薬出版株式会社）を発行したことが，本書を執筆するきっかけになった．DVDに収録されている開業助産師の熟練の「わざ」を駆使した分娩介助場面は，さまざまな出産現場で働く多くの助産師たちに大きなインパクトを与えた．

　私はこれまで，分娩介助技術の向上を目的とした研修会講師を何度も引き受け，フリースタイル分娩だけでなく，すべての分娩に活用できるように開業助産師の分娩介助場面のDVDを用いながら何度も何度も解説してきた．その際，受講者からいつも希望されたのは「仰臥位分娩介助についても技術向上ができるようなDVDや解説が欲しい」ということだった．すべての分娩介助に使ってもらえるように実践方法を説明しているつもりでも，日頃，仰臥位分娩を介助している助産師は「仰臥位分娩」の画像や解説が欲しいのだと実感した．

　そのような理由から，本書の企画を真剣に考え始めたのは2012年1月だった．協力が得られそうな病院へ依頼，倫理審査申請，妊産婦のリクルート，撮影，編集，テキスト執筆等，思えば約3年半もの時間を費やし，何とかここまでたどり着くことができた．本書の担当である医歯薬出版の編集者はこの間に第2子を妊娠・出産した．その長さを考えると感慨はひとしおである．

　この度の画像編集にあたっては，仰臥位分娩の場面を数えきれないほど何度も見直した．そして，仰臥位分娩だからこそ重視しなければならないこと，配慮しなければならないことがあることを再確認することができた．これから本書を読み，DVDを視聴してくださる方々には，最終的にそのことに気づき，自分なりの答えを見つけていただければ幸いである（ヒントは最終章に記している）．

　最後に，今回DVD作成にあたり，撮影を快く許可してくださった大和徳洲会病院，関東労災病院の病院長様，看護部長様，貴重な分娩場面を提供してくださった妊産婦の皆様，本書にご協力いただいたすべての方々に心から感謝申し上げる．

2015年8月　　村上明美

DVDで学ぶ 助産師の「わざ」
仰臥位分娩介助技術
熟練の技を求めて

もくじ

序論 今，なぜ仰臥位分娩の介助なのか …………… 1

仰臥位分娩概説　3

1. 分娩介助とは ………………… 4
2. 仰臥位分娩の歴史 ………………… 9
3. 仰臥位分娩のメリット・デメリット
 ………………… 11

仰臥位分娩介助の要点　15

1. 産婦を分娩台に上げるタイミング ……… 16
2. 外陰部消毒を始めるタイミング ……… 18
3. 分娩進行が緩徐なときの姿勢の工夫
 ………………… 20
4. 会陰保護の3つの機能を意識した分娩介助 ………………… 22
5. 会陰縫合痕のある経産婦の会陰保護
 ………………… 26

実際の仰臥位分娩介助の場面から学ぶ　27

1. Case1　初産婦 ………………… 28
2. Case2　経産婦 ………………… 30

仰臥位分娩介助を熟練の技に近づけるために　35

APPENDIX
仰臥位分娩介助技術 Q&A　41

■付属DVD
仰臥位分娩介助技術

DVD収録「仰臥位分娩介助の要点」3，4，5は「Feeling Birth リアルパンツ」（矢島助産院作製）を使用してデモンストレーションを行っています。

序論
今，なぜ仰臥位分娩の介助なのか

　Active Birth（アクティブバース）は，1980 年代に英国の Janet Balaskas によって提唱され，わが国にもフリースタイル分娩の基本的な考え方が紹介された[1]．Active Birth は，女性が主体的に自己の出産に取り組むという自由な出産思想であり，出産において単に身体の位置だけが自由なのではなく，精神的にも解き放たれて自由な心の状態に身を任せるという意味も包含されている．

　産婦が自由に分娩体位を選択する会陰切開が少ない，器械分娩が少ない，分娩第 2 期の所要時間が少ない，臍帯血 pH が低くないフリースタイル分娩は，産婦の主体性や出産満足度を高め[2]，母子の健康状態にも良好に働く[3]等，多くのエビデンスが蓄積されている．筆者は，わが国においてもフリースタイル分娩を普及すべく，日常的にフリースタイル分娩を実践している熟練の開業助産師の分娩介助技術に着目し，その「わざ」の紹介と現場での活用について解説してきた[4]．しかしながら，わが国では，現在もフリースタイル分娩が十分に普及しているとは言い難い．

　その理由の一つに，21 世紀に入ってからわが国が直面した周産期医療の危機的状況がある．2004 年の産科医師逮捕事件，2006 年や 2008 年の搬送システム不備による妊産婦死亡，2006 年の看護師内診問題，2007 年の妊産婦たらいまわし問題など，多くの悲惨な事件がマスコミに取り上げられ連日報道された．産科医師は出産現場から離れ始め，産科医師不足が大きな社会問題となり，多くの出産施設が閉鎖したり，縮小されたりした．その結果，出産する場所を確保できない妊婦，いわゆる「出産難民」が出現したのである．

　産科医師不足は，助産師の働き方にも大きな影響を及ぼしている．産科病棟が閉鎖されてもその病院を辞めることのできない勤務助産師は一般病棟に配置された．また，産科病棟の縮小によって生じた空床を埋めるために，病棟が複数の診療科で編成され，混合病棟化が進められた．一方，産科を存続させた病院や診療所にも変化が生じた．妊娠中は地域の個人病院や診療所の産婦人科で管理していた妊産婦が，妊娠末期以降分娩まで 2 次あるいは 3 次救急対応が可能な病院で管理するというオープンシステム（あるいはセミオープンシステム）が推進され，積極的に分娩の集約化が図られたのである．

　そのような中で，厚生労働省は 2008 年に「安心と希望の医療確保ビジョン」を公表し，医師養成数の増加とともに，職種間の協働・チーム医療の充実をビジョンに掲げた[5]．特に，産科医師と助産師との協働においては，「助産師については，医師との連携の下で正常産を自ら扱うよう，院内助産所・助産師外来の普及等を図るとともに，専門性の発揮と効率的な医療の提供の観点から，チーム医療による協働を進める．」と述べられている．すなわち，正常産においては，「産科医師が管理する」とい

う方針から「主として助産師が管理し，産科医師と協働する」という方針に，大きく国の視点が転換されたのである．

　フリースタイル分娩がわが国で普及し難いもう一つの理由として，少産化により一人の子どもの生命が著しく貴ばれ，さらには出産年齢の高齢化によりハイリスク分娩が増加したために，「出産の安全性」が際立って強調されることにある．

　チーム医療における産科医師と助産師の協働による分娩の集約化の中で，またハイリスク妊娠・分娩が増加する状況下では，いくら院内助産所や助産師外来の普及が推奨されても，妊産婦の安全性が最優先され，妊産婦にじっくり寄り添って妊産婦の出産能力を引き出すまでの時間的余裕は生まれにくい．ある程度，医療介入を想定した出産環境とならざるを得ないのが現状であろう．

　医療介入が必要とされる分娩では，分娩体位の自由な選択は難しい．そのような状況だからこそ，助産師は分娩体位が仰臥位分娩であっても，母子の安全を最優先に考えながら，産婦にとって可能な限り快適で，安心して出産できるよう常に分娩介助技術を磨き，習熟し，助産技術の質を向上させていくことが必要となるのである．

■文　献

1) Janet Balaskas; New active birth, Thorsons, 1990.／佐藤由美子，きくちさかえ訳：ニュー・アクティブ・バース．現代書館，1993．
2) 島田三恵子：母親が望む安全で満足な妊娠出産に関する全国調査．平成24年度分担報告書．厚生労働科学研究費補助金（政策科学総合研究事業）分担研究．
3) 日本助産学会ガイドライン委員会：エビデンスに基づく助産ガイドライン—分娩期2012. CQ16 分娩第2期の体位はどれが有効なのか？　日本助産学会誌，26（別冊）：34-35.
4) 村上明美：DVDで学ぶ開業助産師の「わざ」　フリースタイル分娩介助．医歯薬出版，2009．
5) 厚生労働省「安心と希望の医療確保ビジョン」平成20年6月
http://www.mhlw.go.jp/shingi/2008/06/s0618-8.html
（2015年7月31日アクセス）

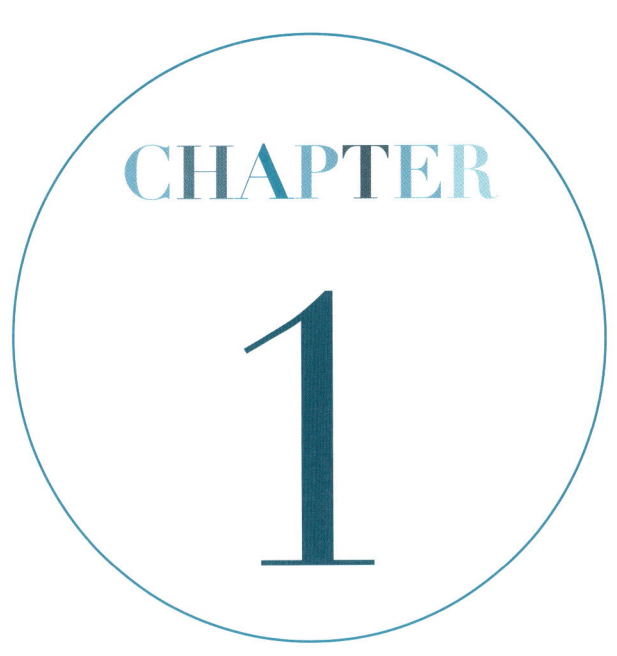

仰臥位
分娩概説

CHAPTER 1
仰臥位分娩概説

分娩介助とは

分娩介助技術とは

- 産婦の分娩を助けるために助産師が備えるべき技術

- あらゆる分娩に専門職としての支援を提供する

- 環境を整え，安全で安心して産婦が分娩に臨めるように行うすべてのことを合わせた技術である

分娩介助の意義と助産師の役割

　分娩介助とは，文字通り助産師が産婦の分娩を助けるという意味であり，分娩介助技術は助産師が備えるべき特有の技術である．

　分娩は生理的現象であるにもかかわらず，少なからず苦痛が伴う．しかし，分娩を控えた女性は誰しも，安全に，安楽に，安心して子どもを産みたいと願っている．どのような分娩であっても，その願いを実現するために，分娩の場には専門職，とくに助産師の存在が必要とされている．

　助産師は専門職として，あらゆる分娩において，①母子が有する解剖学的・生理学的な身体機能を最大限に活用しながら，ときには自律して，時には他の専門職と連携・協働して，母子の最小限の侵襲で分娩を終了させること，②出生直後の新生児の胎外生活への適応を促すこと，③分娩直後から母体の回復を促すこ

と，④母子やその家族が満足感を得られる体験となるよう支援することという役割を有している．

　分娩介助で最優先されるのは，母子の安全であることはいうまでもないが，不用意な介入は自然な分娩経過を損ない，母子の安全を脅かす．助産師は，産婦が可能な限り通常の生活が営めるよう食事，清潔，睡眠，排泄，活動などの生活行動を調整する．そして，分娩経過や産婦の心理社会的状況を充分にアセスメントし，正常と判断される場合は自然な経過を見守る．一方，正常からの逸脱がみとめられる場合には速やかに他の専門職との連携を整え，母子の安全を確保する．

　助産師は，分娩環境を整えるという重要な役割を担っている．産婦に安楽を提供するために，産婦が快適さを感じられるように環境を整備する．具体的には，室内の温度，湿度，音，光，香り，新鮮な空気，リネンの清潔さや肌触り，分娩立会い者などを調整する．産婦の言葉に耳を傾け，希望を充分に尊重して環境を調整し，さらにはマッサージや姿勢の工夫などを行い，産痛を緩和しながら産婦のリラックスを促す．

　産婦やその家族が安心して分娩に臨むには，分娩前から助産師と良好な関係を形成し，相互に信頼できる関係を構築しておくことも大切である．分娩に関するすべての事柄において産婦やその家族の意思が反映され，十分な説明のもと，産婦や家族が納得して様々な意思決定がされることが望ましい．

会陰保護の目的と３つの機能

　会陰保護とは，分娩介助において，胎児が陰門を通過する際に生じやすい外陰（会陰，小陰唇など）や腟壁，骨盤底筋の損傷を予防または軽減し，胎児の安全な娩出をはかるために用いる技術をいう．分娩介助技術の中でも重要な助産師特有の技術である．

　筆者はかねてより，会陰保護には３つの機能があると述べている．
　①娩出力の方向の調整機能
　②児頭の娩出速度の調整機能
　③胎児の娩出方向の調整機能
である．

　分娩進行に伴い，児頭が下降して会陰に負荷を加え，その部分の会陰が強く引き伸ばされる．その負荷の強さに抵抗できなくなった時点で会陰は断裂する．その現象が会陰裂傷である．

　分娩介助者が前述の会陰保護の３つの機能を意識しつつ，分娩介助を行うこと

で会陰裂傷の予防や軽減が可能になる．次項に，具体的に「会陰保護の3つの機能」について述べる．

娩出力の方向の調整機能

　娩出力の方向の調整機能は，会陰保護の3つの機能のうち最も重要と考える．なぜなら，娩出力の方向を調整することにより，会陰に加わる負荷の部位が移動し，それまでとは異なる会陰の部位が引き伸ばされるようになる．それにより娩出力を分散し，特定の部位だけに負荷が加わることを避けることができるからである．

　仰臥位分娩では，介助者の多くが産婦の会陰に右手掌を当てる．実は，この右手掌が「娩出力の方向の調整」の役割を担っている．しかしながら，ほとんどの介助者が右手掌で「娩出力の方向の調整」を行っていることを意識せずに行っている．会陰に当てる手掌で娩出力の方向を調整できるとは考えていないからである．

　会陰が伸展するのは，その伸展している部分に負荷が加わっているからであり，そこが過度に引き伸ばされると組織が断裂して裂傷が生じるのであるから，介助者が，**図1**のように会陰に手掌を当て，負荷の加わる部位を移動させると，それまで引き延ばされていた部位に加わる負荷が軽減し，裂傷が生じにくくなる．このように介助者が娩出力の方向調整を少し意識しただけで，会陰裂傷の予防や軽減につながるのである．実際にそのように実施することで会陰裂傷を予防したり，軽度ですませることができるため，介助者は自己の分娩介助技術が格段に向上したと感じることができるだろう．

　また，娩出力の方向の調整は，分娩介助者の手掌の動かし方のみならず，産婦

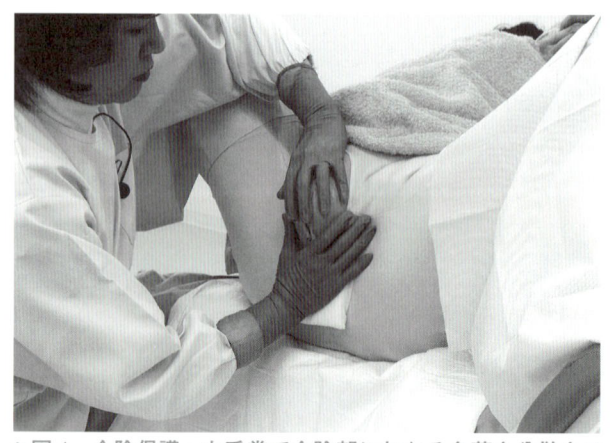

※図1　会陰保護：右手掌で会陰部に加わる負荷を分散させるように娩出力の方向を調整している

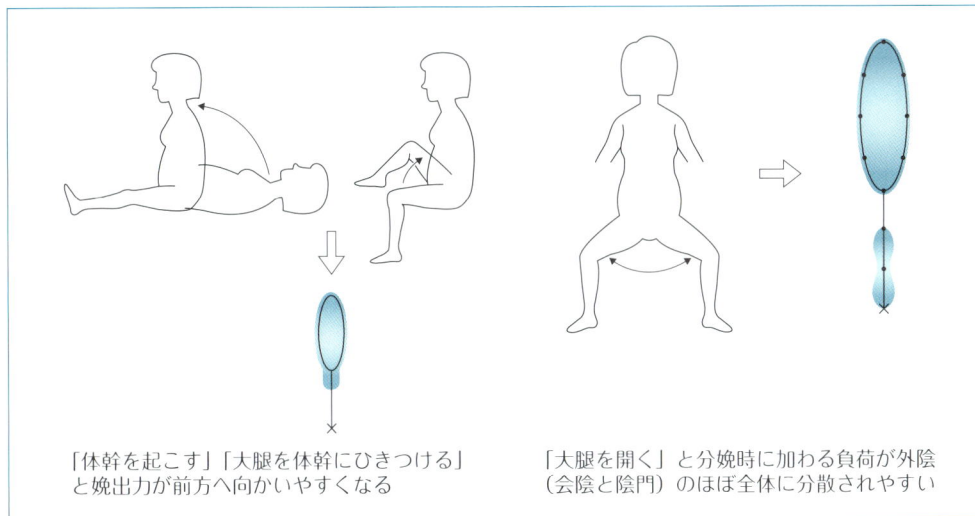

|「体幹を起こす」「大腿を体幹にひきつける」と娩出力が前方へ向かいやすくなる　　「大腿を開く」と分娩時に加わる負荷が外陰（会陰と陰門）のほぼ全体に分散されやすい|

※図2　姿勢の変化に伴う会陰の変化

の体位を変えることでも可能となる．具体的には，「体幹を起こす」「大腿を開く」「大腿を体幹に引き付ける」ことにより，娩出力が加わる部位を会陰から腟口へと前方に移動させることができる（図2）．

児頭の娩出速度の調整機能

陰門（腟口）から児頭が一気に飛び出してくると会陰裂傷が生じやすいことは多くの介助者が経験している．児頭の急速な陰門（腟口）通過は，すなわち，児頭が会陰を圧する力にさらに加速度が加わり，会陰組織への負荷はさらに大きくなって会陰裂傷が生じやすくなるという状況を示している．したがって，介助者は児頭がゆっくり陰門（腟口）を通過するよう娩出速度を調整することが必要となる．

仰臥位分娩では，ほとんどの介助者が左手掌を児頭に当てている．そして児頭が最小周囲で娩出されるよう児頭を屈位に保たせ，後頭結節の陰門（腟口）通過を確認して第3回旋を助けている（図3）．実は，この左手掌が児頭の娩出速度を調整しているのである．左手掌でしっかりと児頭を把持し，第3回旋を確認しながらゆっくり陰門（腟口）を通過させると，児頭の娩出速度の調整が可能となる．

さらに，介助者の手掌で児頭の娩出速度を調整することに加えて，児頭娩出時に産婦の呼吸（努責）をコントロールすることも児頭の娩出速度の調整には効果的である．児頭発露以降，産婦に短息呼吸を促し，いきみを制することで児頭が陰門（腟口）から一気に飛び出してくることを防ぎ，会陰裂傷の予防が可能となる．

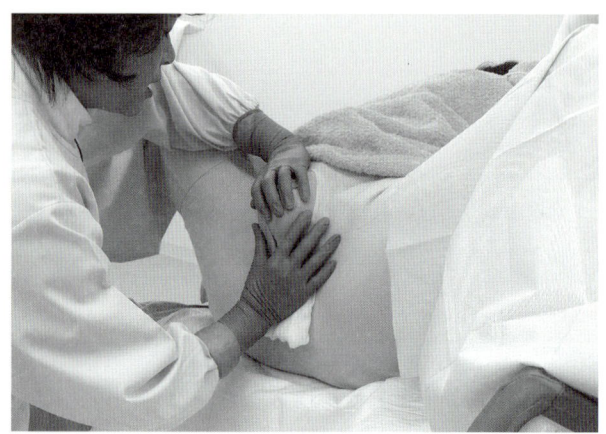

❋図3　左手掌を児頭に当てて娩出速度を調整している

🌼 胎児の娩出方向の調整機能

　会陰裂傷は児頭の娩出時だけでなく，躯幹娩出時にも生じることがある．児の上肢や下肢が陰門（腟口）を通過する際に会陰に引っかかって組織が断裂することがある．これを防ぐには，児の腋窩が広がらないように，介助者が児の上肢をしっかりと把持し，骨盤誘導線の方向に躯幹を娩出させることである．

　骨盤誘導線を意識せずに躯幹を娩出させると，児頭娩出の際にすでにダメージを受けている会陰に児の下肢が引っかかってさらに負荷をかけてしまい，裂傷を生じさせたり，あるいは裂傷を深くさせてしまったりする．

　上述した「会陰保護の3つの機能」を理解したうえで，じっくりと考えてみよう．分娩介助者による会陰保護という行為は，本当に必要だろうか．

　答えはもちろん「YES」，会陰保護は必要である．しかしながら，介助者が会陰に手掌を当てるという行為は，すべての事例において必須ではない．なぜなら，会陰に加わる負荷が適当に分散されて会陰組織が均等に伸展し，児頭がゆっくりと骨盤誘導線に沿って娩出してくるのであれば，介助者が手掌を当てる必要はないからである．会陰保護の3つの機能が十分に働いていれば，介助者が会陰に手掌を当てていなくても，会陰は保護されているといえる．

　しかし，介助者が何もしない状況で，会陰保護の3つの機能が十分に働くことは稀有である．だからこそ，会陰保護の3つの機能のうち，どの機能を意識して分娩介助すべきかを介助者は適切にアセスメントし，会陰に手掌を当てて会陰保護を行う必要がある．

　会陰保護の3つの機能についての詳細は，Chapter 2-4を参照．

仰臥位分娩の歴史

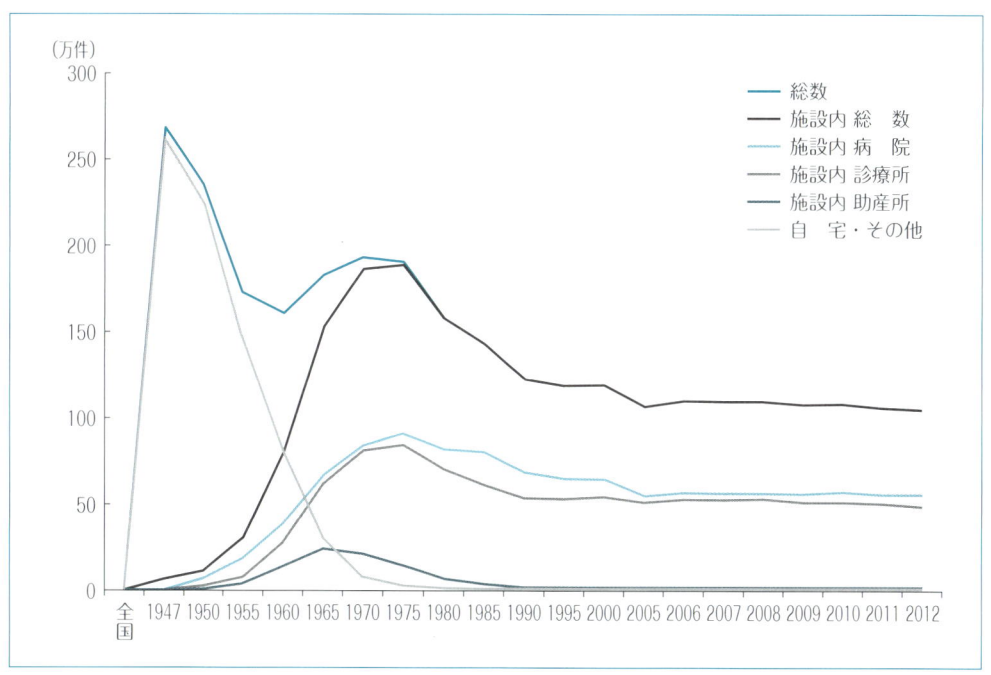

※ 図4　出産場所の年次推移
（平成24年人口動態調査．上巻第4.7表　市部—郡部出生の場所別にみた年次別出生数　より作成）

　有史以前より，洋の東西を問わず，出産時の体位は体幹立位によるものが多くみられている（箕浦，千村）．近代産科学の進歩に伴い，分娩場所が自宅から病院等の施設へと移行し，医学的に管理が行いやすい仰臥位分娩が主流となっていった．

　分娩体位として仰臥位を初めて導入したのは1738年，フランスの宮廷医であるFrancois Mouriceauによる．さらにイギリスでは，吸引分娩が行われるようになり，仰臥位分娩の拡がりが加速していく．

日本では，江戸時代中期に賀川玄悦（1700 − 1777）が独自の産科理論を構築し，回正術（死亡した胎児を引き出して母体を助ける術）を実施する．施術のために分娩体位として仰臥位を取り入れている．

　とはいえ，第二次世界大戦以降しばらくまで多くの分娩が自宅で行われていた．厚生労働省の人口動態調査によると，1950 年には施設（病院，診療所，助産所）での出産は全体のわずか 4.6％に過ぎず，残りの 95.4％は自宅等での出産である（**図 4**）．このころの産婦の分娩体位は仰臥位に限らなかったことが推測される．2012 年の人口動態調査によると，施設（病院，診療所，助産所）での出産は全体の 99.8％にもおよび，残りの 0.2％が自宅等での出産となっている[1]（図 4 参照）．

　1980 年代に入って，英国の Janet Balaskas がアクティブバース　Active Birth を提唱し，1990 年代以降わが国でも，産婦が自由にさまざまな分娩体位をとることができるフリースタイル分娩を導入している施設が増えているが，フリースタイル分娩の定着とまでは言い難い．まだまだ仰臥位の分娩が主流と言えるだろう．

3 仰臥位分娩の メリット・デメリット

産婦にとってのメリット

- 緊急時の対応がすみやかに行える

介助者の注意点

- 娩出力の方向と骨盤誘導線が大きくずれるので，会陰裂傷が生じやすい
- 会陰保護において先に述べた3つの会陰保護の機能を総合的に駆使することが望ましい

　表1に，分娩体位の種類とメリット・デメリット（箕浦，1999）[2]を示す．これによると，仰臥位での分娩のメリットは，「医学的処置が行いやすい」という医療者側にとってのメリットのみが示されている．一方，デメリットとしては，①子宮胎盤血流量の減少，②腹圧をかけにくいこと，③胎児の軸と骨盤入口の軸とのずれが大きいこと，が指摘されている．

　『エビデンスに基づく助産ガイドライン─分娩期2012』においては，分娩第2期の体位について「それぞれにメリットとデメリットがあり，仰臥位分娩に比べて，その他の体位が優れているという明確なエビデンスは示されていなかった」としながらも，「分娩時の体位は，そのメリット，デメリットを産婦に説明して，どのような姿勢をとってもよい」としている[3]．

　『産婦人科診療ガイドライン─産科編2014』では，胎児蘇生法に関する解説の

表1　分娩体位の種類とメリット・デメリット

分娩体位	メリット	デメリット
仰臥位	・医学的処置が行いやすい 　分娩監視装置の装着が容易 　会陰保護が容易 　児頭娩出直後の時の口腔，鼻腔の吸引が容易 　人工羊水注入法 amnioinfusion が可能 　肩甲難産に対する McRoberts 法が容易	・子宮胎盤血流量の減少 ・腹圧をかけにくい ・胎児の軸と骨盤入口の軸とのずれが大きい
側臥位	・陣痛の間欠が長いため，産婦の疲労時に休息がとりやすい ・子宮胎盤血流量の減少がない ・会陰の観察がしやすい	・娩出力の効率が悪い ・胎児重力が無効 ・産婦の顔の表情がわかりにくい
坐位	・Drive angle が大きくなり，分娩の進行がスムーズである ・骨産道が拡がるという報告がある ・子宮の収縮力が強く，有効である結果，分娩第2期が短縮される ・子宮胎盤循環が良好に保たれる	・母胎血圧の上昇 ・外陰浮腫や脱肛が増える ・腟会陰裂傷の増加 ・第3期出血の増加
蹲踞位・半蹲踞位	・子宮胎盤循環が良好に保たれる ・骨盤出口部の拡大，perineal floor の伸展が得られる ・腰椎と仙椎を直線的にし，第5腰椎先端と恥骨結合の距離を長くする ・努責しやすい ・会陰裂傷ができにくい	・蹲踞位では分娩介助が困難
立位	・努責をかけやすい ・胎児の重力が最大にかかる	・胎児のモニタリングが困難 ・会陰保護が困難

（文献：箕浦茂樹：分娩体位の種類とそのメリット　妊婦が入院したら．研修医のための必須知識．perinatology．日産婦誌，51(3)：N-68，1999．）

中で,「分娩中は増大した子宮による大動脈,下大静脈圧迫による心拍出量低下,それに伴う胎児循環不全を防止する意味から側臥位が勧められる.胎児血酸素飽和度の観点から分娩中の体位は左側臥位が最も優れ,仰臥位は好ましくないことが複数の報告で一致している」と記述されている[4].

『科学的根拠に基づく「快適で安全な妊娠出産のためのガイドライン」2013』では,分娩中,終始自由な体位でいるか というリサーチクエスチョンに対する議論・推奨への理由のなかで,「胎児の安全を確保できること,産婦の苦痛を取り除けることの双方向から産婦の自由姿勢を考える必要がある」とし,推奨として「座位分娩やフリースタイル分娩は,快適性からみると,分娩第2期では産婦の満足度が高い.しかし,第3期は出血量増加のリスクがあるため水平位(仰臥位,側臥位)にする」【推奨の強さ】Bとしている[5].

医療介入を前提としていない産婦や胎児にとっては,仰臥位は決して好ましい分娩体位とは言えない.

■ 文　献

1) 厚生労働省:平成24年人口動態調査.
2) 箕浦茂樹:分娩体位の種類とそのメリット.妊婦が入院したら.研修医のための必須知識,perinatology. 日産婦誌,51(3):N-68,1999.
3) 日本助産学会:エビデンスに基づく助産ガイドライン―分娩期2012. 日本助産学会誌,26(別冊):33-34,2012.
4) 日本産科婦人科学会:産婦人科診療ガイドライン―産科編2014. pp.234-235,2014.
5) 厚生労働科学研究妊娠出産ガイドライン研究班:科学的根拠に基づく「快適で安全な妊娠出産のためのガイドライン 2013」,金原出版,2013.

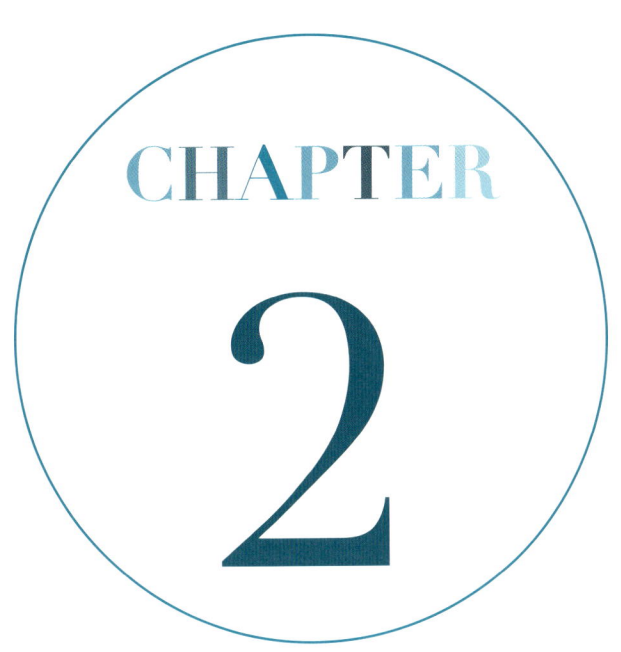

仰臥位分娩
介助の要点

CHAPTER 2
仰臥位分娩介助の要点

 **産婦を分娩台に上げる タイミング**

 児頭の下降を感じる（自覚・他覚する）ようになってから分娩台へ

　初産婦やゆっくりと分娩が進行している経産婦の場合，子宮口は全開大していても，分娩台の脇にアクティブチェアや椅子，ポータブルトイレ等を置いて座ってもらい，体幹を起こした状態で経過観察してよい．分娩が進行し，胎児が下降してくると児頭が会陰部を圧迫するため，陣痛発作時に産婦が腰を浮かすような姿勢をとる様子が見られる．それによっても「そろそろ分娩台に上げる時期だ」と推測できる．

　産婦を分娩台に上げるタイミングは，産婦が座っている状態で分娩介助者が寝衣の上から臀部に手を挿入し，児頭の下降（挿入した手掌に児頭が下降する圧を感じる）を確認できるようになってからでよい．分娩台に上がる前に，産婦が胎児の下降感を自覚できるようになっていると，仰臥位の体勢になってからも，産婦自身がどの方向に努責したら胎児が下降するのかを理解しやすい．産婦が仰臥位でも効果的に努責できるためには，仰臥位になる前に胎児の下降感を産婦が自覚できることが大切である．

　DVDでは，産婦が陣痛室におり，分娩介助者がそろそろ産婦を分娩台に上げるタイミングだと判断して，分娩室に産婦を移動させている．すなわち，分娩室入室のタイミングと分娩台に上げるタイミングが一致している．

　臨床では，初産婦の場合，児頭の位置がまだ高くても子宮口が全開大すると，分娩室に入室させることが多い．経産婦の場合，いつ分娩が急速に進行してくるかもしれず，予測が難しいため，子宮口が5cm程度の開大でも，早めに分娩室に入室させることもある．ゆっくりと分娩が進行する経産婦は，初産婦と同様で，前述したように分娩台の脇で椅座位などを取ってもらい，適切なタイミングを見計らって産婦を分娩台に上げるとよい．

view DVD 1-1

16

産婦への言葉かけの例

- **産婦の状況を把握する**（特に，努責感，胎児下降感）

「お腹はだいぶ痛いですか」

「痛いときにいきみたいですか？」

「いつもいつもいきみたい？」

「おしりが押される感じがありますか？」

「力が自然と入ってしまう感じがあるかしら？」

- **発作時の児頭の下降度を確認する**

「赤ちゃんが押してきているか確認しますね．次に痛みがおさまってきたら教えてください」

「おさまってきましたか？　赤ちゃんがおしりのほうを押してくるか確認しますので，おしりの下に手を入れさせていただいてよろしいですか？」

「はってきましたか？　力が入っちゃいますね．赤ちゃんだいぶ押してきていますね．もう少しでお産になりますからね．がんばってね」

「はってきましたか．軽く，ちょっと力を入れてみましょうか．いい感じで押してきますね．あかちゃん出てきたがっているようですよ（十分に児頭が下がり展退が進むと，会陰部に当てた手に児頭の固さを感じるようになる）」

- **分娩台に移動する前に，陣痛間欠時には力を抜くことを指導しておく**

「おさまってきたら楽にして，リラックスしますよ．おさまってきましたか．ふうーっと息を抜いて…」

「むやみにいきまないでね．そうそう，上手ですよ（少しずつ力を入れることを指導する）」

- **分娩室への移動**

「楽になったところで分娩室に移動しましょうね」

「ゆっくり立ち上がってください．寄りかかってもいいですよ．ではがんばって分娩室に行きましょう」

 # 外陰部消毒を始めるタイミング

 ## 第3回旋の徴候を見極める

　分娩進行状況によっては，分娩台に上がってからもすぐに分娩体位をとらず，しばらく側臥位で過ごすことも可能である．特に初産婦では，分娩台上で側臥位のまま産婦に軽く努責を促し，会陰が膨隆する（児頭が会陰を押してくる）ことを確認してから分娩体位を取り，外陰部消毒あるいは洗浄を開始する．会陰が膨隆してくるのは，児頭の第3回旋が始まっていることを意味し，胎児の娩出が近い兆候である．分娩が進行しないときは，分娩台上であぐらをかくなど，上体を上げた坐位姿勢をとることで進むこともある．

　外陰部消毒は汚れを除去できればよく，消毒薬を使用することに水道水と比較して効果があるというエビデンスはない[1]．

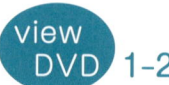

■ 文　献
1) 日本助産学会：エビデンスに基づく助産ガイドライン―分娩期2012．日本助産学会誌，26（別冊）：33，2012．

産婦への言葉かけの例

- **陣痛発作時に児頭が手掌を圧迫してくることを確認する**

 「だいぶ，つらいですね．いきみたい感じはもっと強くなってきていますか？」

 「あかちゃんが押してきているか見ますので，おしりのところに手をあてさせてくださいね（産婦は側臥位のままで，掛物の上から会陰部に手を当てて確認する）」

 「はってきましたか．じゃあ軽く力を入れてみましょうか．そうそう．あかちゃんがずいぶん押してきていますね」

- **間欠時のリラックスを促す**

 「無理にいきまなくていいですよ，しっかりお休みしましょうね」

 「はい，力を抜いて．もうすぐですからね．一度リラックスしましょう」

- **産婦に努責のかけかたを指導する**

 「はってきたら軽く力を入れて，そうそう．いきみかた上手ですよ」

 「途中で1回吸い直してからいきんでみて．そうですよ」

 「だいぶ赤ちゃんの頭が見えてきましたね．少し髪の毛が見えていますよ．いきんで，一度息継ぎします．そう，上手じょうず」

- **産婦の体位を変える**

 「楽にしてください．だいぶ，いい感じであかちゃんが降りてきているので，そろそろお産の準備をはじめますね．」

 「そろそろお産の準備を始めますので，上向きになってもらっていいですか．今，なれますか」

3 分娩進行が緩徐なときの姿勢の工夫

1. 分娩台の頭部を上げる（体幹を起こす）

2. 大腿を体幹に引きつける

3. 大腿を開く

　分娩進行が緩徐なときには，分娩台を調節して産婦の姿勢を変えてみる．最初に，産婦の体幹を起こしてみる．次に，大腿を体幹に引きつける，大腿を開くなど，姿勢を工夫して進行を促す（**図5，6**）．

　しかし，大腿を体幹に引きつけたり，大腿を開いたりする姿勢は，産婦にとって努責しやすいものの，一方で姿勢を維持するのがつらいため，長時間の同一姿勢は避けるようにする．
　そのほか，児・産婦ともに問題がなければ，分娩台の上で側臥位になりリラックスさせることや，足を閉じて降ろす（座位にする）こともよい．

❋ 産婦への言葉かけの例

「お産の進行が少しゆっくりなので，産みやすい姿勢に工夫してみますね．足を動かしたり，背中を立てたりします」

「両方の足を開いてみてください．これで背中を上げますよ」

「もう少し前の方に出てきてください」

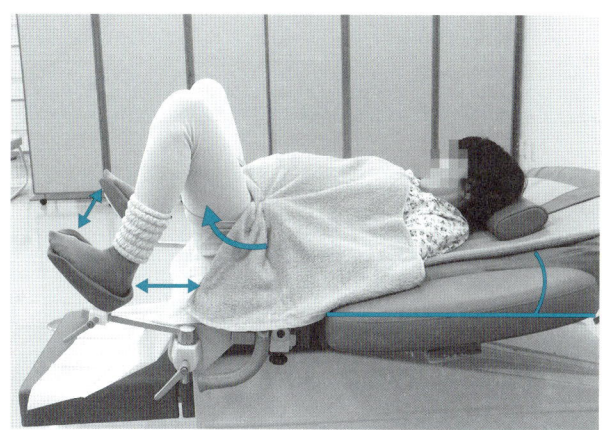

❋図5　水平に近い仰臥位

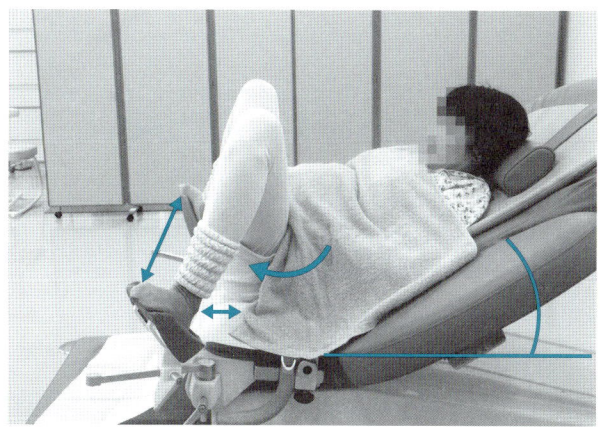

❋図6　産婦の上体を起こし，大腿を体幹に近づけ，開いた姿勢

会陰保護の3つの機能を意識した分娩介助

会陰保護には3つの機能がある

①娩出力の方向の調整機能
②児頭の娩出速度の調整機能
③胎児の娩出方向の調整機能

　一般に，会陰保護では，右手の小指球を肛門に当てるようにし，両手の親指と人差し指が弧を描くように陰門（腟口）下方に軽く沿える．左手掌は全体で児頭を包み込むようにする．児頭の娩出方向を十分に観察し，会陰全体がゆっくりと万遍なく伸びるように娩出力の方向（図7）をコントロールしていく．<u>陰門（腟口）が丸い形状を示す</u>（図7-a）ように右手掌と左手掌でバランスを取りながら娩出力の方向を調整することが，会陰が均等に伸展する目安となる．
　会陰保護綿を当て，児頭全体を包み込むように，しかし児頭を押さえ込まないように，手掌を軽く当てゆっくり児頭を娩出させる．

❁ 娩出力の方向を調整する方法の例

　①両手にかかる力をバランスをとりながら，娩出力，娩出速度を調整する（図7-b 参照）．
　②発作が治まったときに児頭を動かして会陰にかかる圧を分散させる（図8）．
　③左手を上から押さえる（図9-a），児頭を上から指先で支えるようにして上下に動かす（図9-b）．
　④児頭に丸く指を沿わせて動かし会陰にかかる圧を分散させる（図10）．

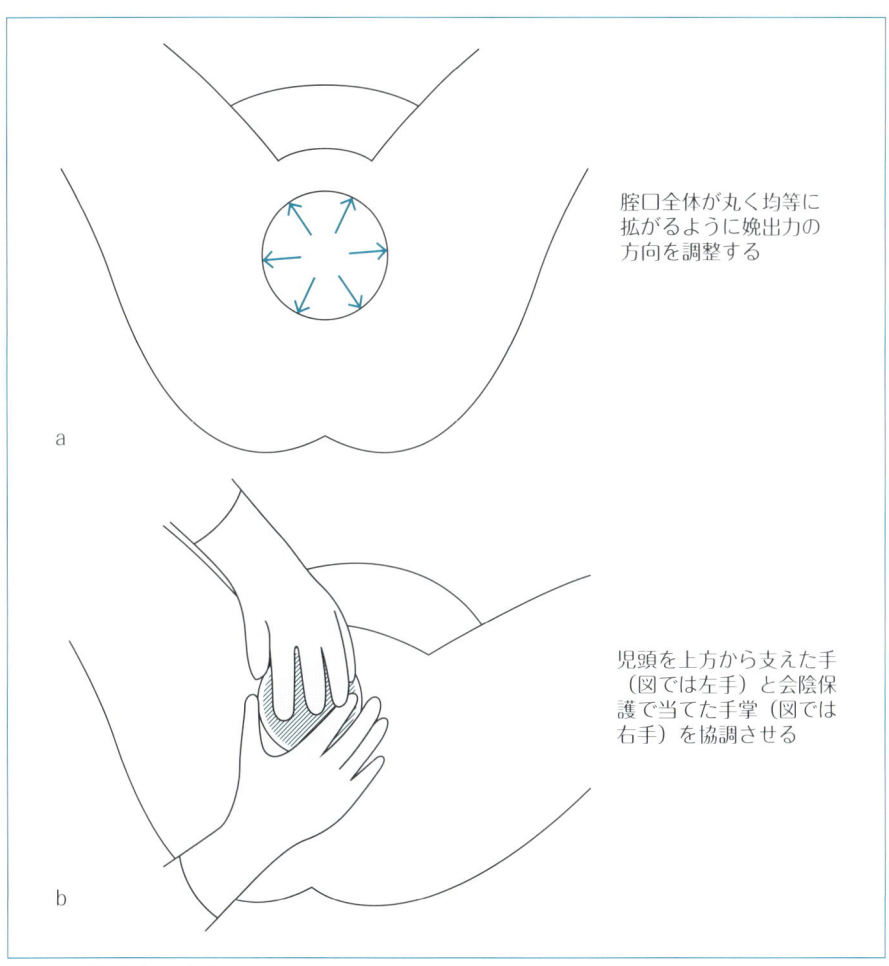

腔口全休が丸く均等に拡がるように娩出力の方向を調整する

児頭を上方から支えた手（図では左手）と会陰保護で当てた手掌（図では右手）を協調させる

❖図7　娩出力の方向のコントロール

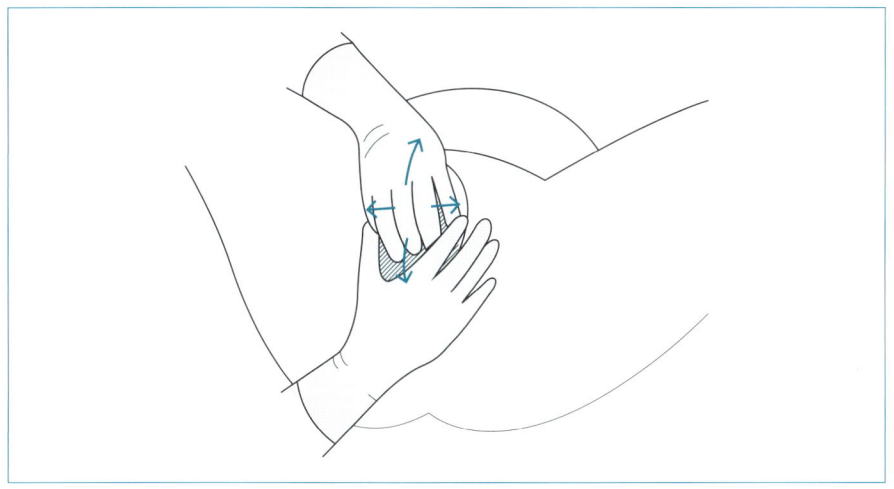

❖図8　陣痛間欠時に児頭を軽く動かして会陰にかかる圧を分散する

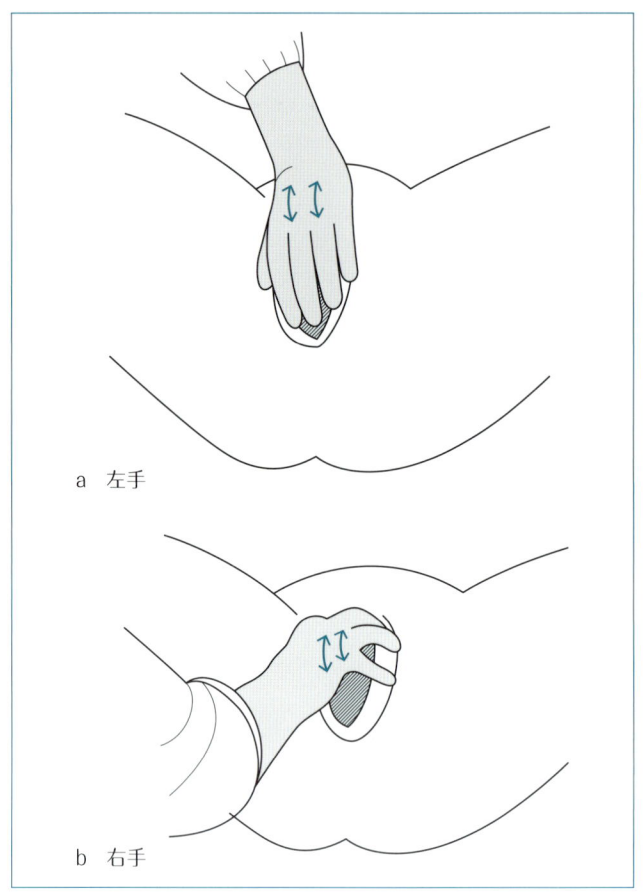

a 左手

b 右手

※図9　一方の手掌だけで児頭を軽く動かす

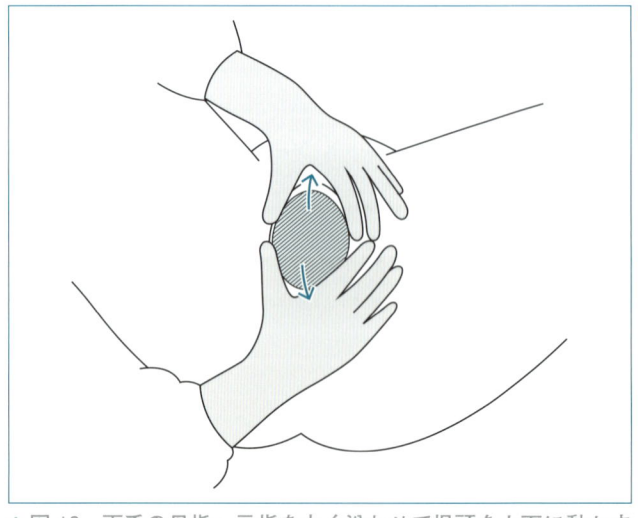

※図10　両手の母指・示指を丸く沿わせて児頭を上下に動かす

⑤下方から当てた手で上方に力を加えて，娩出方向を調整する（**図11**）．
⑥陰門（腟口）にそって両手の母指・示指を当て指をすべらせながら陰唇部分を外側にずらすように会陰にかかる圧を分散させる（**図12**）．

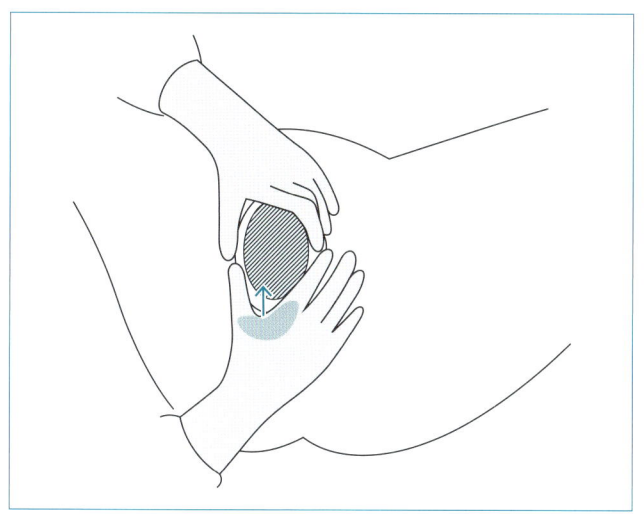

❋ 図11　右手掌の基部に力を加えて娩出方向を調整する

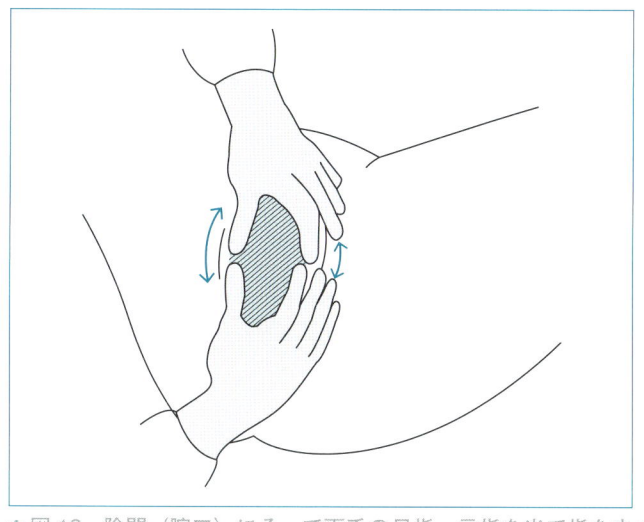

❋ 図12　陰門（腟口）にそって両手の母指・示指を当て指をすべらせながら陰唇部分を外側にずらすように会陰にかかる圧を分散させる

5 会陰縫合痕のある経産婦の会陰保護

　経産婦で，例えば5時の方向に会陰縫合痕がある場合（図13），縫合痕の部位をむやみに伸展させず，他の周囲の組織を伸展させるように分娩介助を行う．

　右手掌を当てる場所は，5時の方向に傷があるので，目安としては11時の方向に娩出力を向かわせると効果的である．会陰縫合痕以外の部分に力が分散するように，会陰縫合痕と反対方向にある組織を意識して伸展させるように圧を調整する．両手をそえて児頭を軽く揺り動かすようにし，会陰にかかる圧を分散させる．小陰唇の部分を左手の親指と人差し指で滑らせながら圧を分散させることも効果的である．

view DVD 1-5

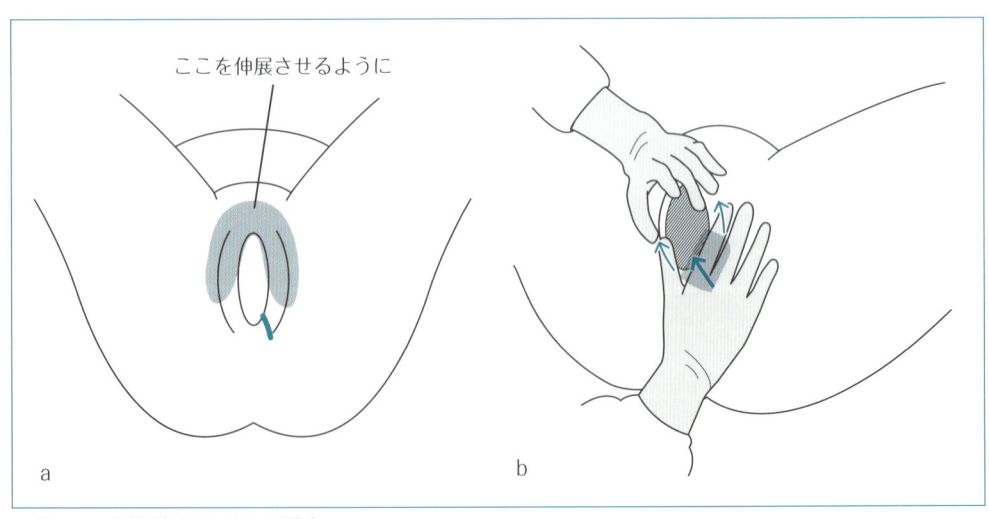

❖図13　会陰縫合痕がある場合
　　　　縫合痕と反対側の方向を意識する．縫合痕をおおうように手掌を当てておく

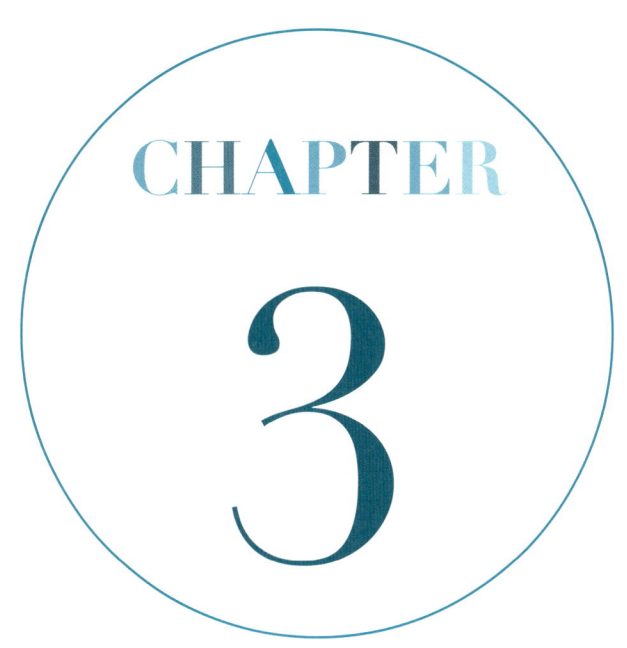

実際の仰臥位分娩介助の場面から学ぶ

　Chapter3では，実際の分娩介助場面を動画で視聴しながら，分娩介助者が何をどのように観察し，判断し，よりよい分娩介助につなげていったらよいかを考察していきます．

　分娩はとても個別性が高い現象ですので，テキストで学んだことがそのまま分娩介助に活用できるとは限りません．産婦の状況や分娩進行に応じて，その都度何が必要なのかを判断しながら，分娩介助技術もその状況に合わせて対応させていくことが必要です．

CHAPTER 3
実際の仰臥位分娩介助の場面から学ぶ

 Case 1　初産婦

初産婦で順調に経過しているが，児頭下降に伴い
産痛を強く訴えるケース

　分娩の進行が順調であっても，産婦は分娩が終了するまで産痛を訴える．ときに，その訴え方が尋常ではないこともある．

　分娩介助者は，「産婦はなぜこのように産痛の訴えるのか」を常にアセスメントしながら産婦に寄り添うことが必要である．それにより，ただ単に産婦の訴えを受け止めるだけでなく，産痛を軽減するためのヒントが見つかるかもしれないし，尋常でない痛み方から正常からの逸脱を早期に発見できるかもしれないからである．

Point 1　産婦はどうしてこんなに産痛を訴えるのでしょうか？

　分娩介助者は，「産婦が痛みに弱いから」と安易に決めつけてはいけない．まずは，産婦に痛みを強く感じさせているものが何なのかをアセスメントしてみよう．

　具体的には，次のような視点でアセスメントを行う．①不正軸進入や回旋異常はないか，②過強陣痛や常位胎盤早期剥離の症状はないか，③産婦の身体に力が入りすぎていないか，④産婦が同一体位を長時間取っていないか，⑤産婦を不安にさせる要素がないかなどである．

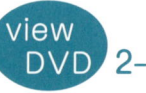 view DVD 2-1　00:10:52

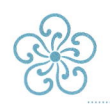

Point 2　産痛を強く訴えるときの効果的な言葉かけは?

　まずは，分娩介助者は産婦に「痛いですね」と理解を示そう．次に，アセスメントに基づいて痛みを緩和するための選択肢を示す．

　具体的には，次のような言葉かけが考えられる．「身体を動かしてみましょうか」「下半身を温めましょうか」「一緒に呼吸をして力を抜いてみましょうか」「ご主人に手を握ってもらいますか」などである．

view DVD 2-1　00：11：30

Point 3　呼吸法を説明する効果的なタイミングは?

　産婦が「痛ーい」と声を出しているときは，分娩介助者の言葉を聞く余裕がない．まずは，産痛を緩和し子宮収縮がおさまったことを確認してから，呼吸を整えることは痛みの緩和につながることを説明する．

　一度伝えただけでは産婦に理解されないこともあるため，何回か繰り返し伝え，分娩介助者も一緒に呼吸を行いながら，産婦に徐々に呼吸法を理解してもらうのがよい．

view DVD 2-1　00：13：20

DVDの最後にある「ケースでの学習課題」についても考えてみましょう．

Case 2　経産婦

経産婦で子宮口が全開大していても陣痛が弱く，
児頭が下降してこないケース

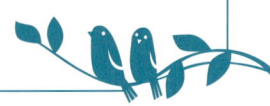

　分娩介助者は，経産婦で，子宮口が全開大で軟産道が十分に柔軟であるにもかかわらず，陣痛が微弱傾向にあるため，分娩がなかなか進行しないケースに遭遇することがある．

　多くの分娩介助者は，産婦の体幹を立位にして「歩く」「椅子にしゃがむ」などの動きを加えたら，すぐに児頭が下降してくるだろうと推測するだろう．しかしながら，陣痛が強くなったらアッという間に進行し，分娩介助が間に合わなくなってしまうのではないかという懸念も頭をよぎる．なかなか産婦を動かそうという決断ができず，つい分娩台上で長時間過ごしてしまう．

　ときに，分娩介助者は分娩を振り返って，「あのタイミングで産婦に動いてもらっていたら，もっと早く分娩が進行しただろうに…」と反省することもある．

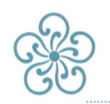

Point 1　なかなか児頭が下降しないときの対応は?

産婦の体位を変える

　産婦の体位を変えてみよう．産婦の体幹を立てることが望ましい．歩行したり，椅子にしゃがんだりすることにより，大きな効果を期待できる．しかし，急激に分娩が進行することもあるため注意が必要である．分娩台をギャッジアップして産婦の頭を高くする，あるいは，一時的に産婦に分娩台上で四つん這いに

なってもらうだけでも，一定の効果が期待できる．

産婦の筋肉を緩める

産婦のリラックスをはかろう．産婦の筋肉を弛緩させることで児頭が下降しやすくなる．リラックスの方法は，①呼吸を整える，②身体（特に下半身）を温める，③タッチング，④足浴，⑤ツボ刺激，⑥芳香浴（アロマ）など，産婦の状況や希望に応じて，さまざまな方法を試みるとよい．

胎児の Well-being を確認しつつ，待つ

胎児の健康状態が保たれていて，かつ，産婦が精神的に落ち着いているのなら，微弱傾向の陣痛にじっくり付き合って「待つ」のもひとつである．産婦や分娩介助者が「まだかな？ まだかな？」と焦っていると，気分ばかりせいてしまい分娩は進行しない．「必ず産まれる」という信念のもと，腹を据えて，開き直って出産に対峙しよう．

view DVD 2-2　01:19:47

Point 2　児頭下降のための誘導は効果的か?

分娩介助者は，児頭を下降させるために用手的に産道を押しひろげ，児頭を誘導することがある．児頭の誘導を行ったことのある者であれば，誘導行為により児頭がうまく下降することもあれば，全く誘導の効果が認められないこともあることを経験しているだろう．

児頭の誘導が効果的かどうかの判断の視点は次のとおりである．
①誘導が産婦の努責と同時期に行われている
②誘導方向が児頭下降方向と一致している
③産婦がいきむ方向が理解できたと反応する

これらを確認しながら，必要に応じて実施するとよいだろう．

view DVD 2-2　01:20:36

Point 3　児頭の誘導を行うメリット，デメリットは?

メリット

児頭の誘導が効果的であれば，児頭が下降し，分娩時間が短縮される．また，産道が押しひろげられるため，産婦がいきむ方向を理解しやすくなり，効果的な努責を期待できる．

view DVD 2-2　01 ; 20 ; 48

デメリット

産婦は児頭の誘導時に産痛以外の疼痛を感じることになり，痛みが増強する．また，分娩介助者が不用意に産道を圧迫すると，腟壁を傷つけてしまい腟壁裂傷の原因となる．

Point 4　排臨からすぐ発露になった際の会陰保護のタイミングは?

分娩介助者の素早い対応が求められる．分娩介助者は，手掌で児頭を押さえつつ，産婦の努責を制し，速やかに会陰保護を行う．

すなわち次の3つを同時進行で行う．①児頭の娩出速度の調整，②産婦への呼吸指導，③娩出力の方向の調整である．

view DVD 2-2　01 ; 28 ; 18

DVDの最後にある「ケースでの学習課題」についても考えてみましょう．

■ Case1　その他の DVD View ポイント

1　分娩進行に合わせた　腹圧（努責）のかけ方，指導（声のかけかた）

00；03；25〜00；04；13

00；04；40〜00；05；30

00；10；18〜00；11；09

00；13；46〜00；13；55

2　陣痛間欠時のリラックスを促す

00；02；45〜00；03；00

00；11；35〜00；11；47

3　会陰保護のタイミング

00；11；55〜00；12；20

4　会陰部と児頭への手のあて方

00；12；58〜00；13；15

5　児頭娩出時の介助

00；14；08〜00；14；26

6　肩甲娩出時の介助

00；14；27〜00；14；43

7　体幹娩出時の骨盤誘導線に沿った娩出

00；14；43〜00；14；48

■ Case2　その他の DVD View ポイント

児頭誘導（助産師）

> 01；24；18 ～ 01；24；50

児頭誘導（医師）

> 01；20；20 ～ 01；20；50

児頭誘導（医師）

> 01；28；00 ～ 01；28；20

排臨～発露時の会陰保護

> 01；28；15 ～ 01；28；20

児頭娩出時の介助

> 01；28；20 ～ 01；29；04

CHAPTER 4

仰臥位分娩介助を熟練の技に近づけるために

CHAPTER 4
仰臥位分娩介助を熟練の技に近づけるために

　分娩介助技術の向上は，ただ分娩介助回数を積めばよいというものではない．分娩介助者は，個々の分娩に意図的に関わり，その都度，あるいは分娩終了後にケアの効果を評価し，バースレビューにおいて産婦から評価を受けることを繰り返し，積み重ねてこそ技術が向上する．

　とくに，フリースタイル分娩を導入していない分娩施設においては，仰臥位分娩以外の選択肢はなく，ハイリスク分娩の場合など産科医師の立ち会いや医療介入が行われることが多いだろう．

　以下に，仰臥位分娩の分娩介助技術の向上にむけて，前提となる分娩介助者の産婦への意図的な関わりについて，具体的に説明する．

産婦の潜在的・顕在的能力を見極め，引き出す

　どのような分娩であっても（たとえハイリスク分娩でも），分娩管理方針が「経腟分娩」とされているのであれば，分娩介助者は，その産婦が経腟分娩に向けてどのような能力を有しているかを見極める必要がある．産婦の経腟分娩が可能になるために，①現在の産婦に何ができるのか，また，②現在の産婦に何が制限されているのか，そして，③これから産婦に何をできるようになってほしいのかなどを，分娩介助者自身が一度整理してから，産婦と関わるとよい．

　また，産婦のバースプランを再確認しておくことも大切である．仰臥位分娩では，はじめから分娩体位の制限があるからこそ，制限があるなかでも産婦のニーズが満たされるように，どのようなニーズを持っているのかを妊娠中から確認し，分娩時には再確認の上でニーズが満たされるように細かなことにも配慮することが必要である．たとえ些細なことであっても，産婦は自己の希望がかなえられることを実感できると，出産により積極的に参加するようになり，さらには，積極的に参加したいという望むようになるからである．

　次に，産婦が自らの分娩経過を理解し，納得しているかどうかを確認する．他の産婦のケースと比べて分娩経過が早いとか遅いとかという一般論を基準にする必要はなく，産婦自身がそのことで動揺したりせず，分娩経過が早かろうが遅かろうが真摯に分娩と付き合おうという気持ちになっていることが大切である．

　そして，産婦が自己の身体にどのような変化が生じていると感じているのかを確認する．産婦の分娩に関するsensitivity（感受性）の高さは，産婦が出産に主体的に関われるかどうかに大きく影響する．分娩介助者は，産婦がどのようなこ

とを身体で感じているのかをたずねてみよう．産婦が痛み等で混乱していて，身体で感じられることがわからない，表現できない様子であるときは「今は，どこがどんな風に痛いのか？」「これまでの痛みと今の痛みは同じか，違うか？　違うとしたらどのように違うか？」「身体をどのように動かすと，痛みはどんなふうに変わるのか？」など，産婦に対して積極的に問いかけ，産婦の身体に対するsensitivity を高めるような働きかけをするとよい．

産婦との良好な関係性を築いておく

　分娩介助も含め対人援助の場面では，援助者と被援助者の関係性がケアの質を決定づける．分娩場面では，産婦が分娩介助者や周囲に対して気を遣ったり，遠慮して自分を抑えてしまうと，分娩が進行するにつれて産婦は強く不安を訴えたり動揺したりして，いわゆるパニックのような状態になることが多い．反対に，産婦が「ありのままの自分」を表出し，素直に自己のニーズを伝え，身体の赴くままに分娩進行に身を任せられると，分娩は順調に経過していくことが多い．

　しかしながら，だれに対しても「ありのままの自分」を表出できるわけではないので，妊娠中から継続的に良好な関係を形成し，産婦が心から信頼できる者が分娩に関わることが理想である．

　とくにハイリスク分娩では，分娩が開始する前から産婦と良好な関係性を築いておくことが重要となる．分娩開始後すぐに医療の介入が必要となったり，分娩進行状況によっては分娩管理方針を急遽，経腟分娩から帝王切開へ切り替えることも予測されるからである．そのような際には産婦に分娩中の身体的変化に伴うさまざまな心理的動揺が生じやすいため，ローリスク分娩よりも一層，産婦がケアを受けやすい環境，すなわち産婦が「ありのままの自分」を表出できる場が必要とされる．

　産婦が表出するニーズや不安に対して，産婦が信頼を寄せている者が細やかに対応していくことで，たとえ帝王切開となったとしても，「できることを精いっぱいやった」という産婦の出産満足につなげることができる．

医療チームの連携・協働体制を整えておく

　母子の安全管理は最も重要であり，医療チームで分娩管理方針を確認するとともに，産婦がどのように分娩に取り組みたいと考えているのか，医療チームとしてどうしたら産婦の希望をサポートできるのかなど，妊娠中から情報を共有し，

分娩に向けての連携・協働体制を整えておく必要がある．

　仰臥位分娩の介助技術を向上させるには，ハイリスクの仰臥位分娩であっても産婦が可能な範囲で主体的に分娩に取り組むということを目的に据えておくことが必須である．医療者が「産ませるお産」，逆説的にいえば産婦が「産ませられたお産」となってしまっていては，分娩介助技術は一向に向上しない．

　特にハイリスク分娩においては，助産師・産科医師・新生児科医師・看護師などの分娩に立ち会うすべての医療者が，「産ませるお産」におわらせないという，分娩に対峙する側のパラダイム変換が必要となると考える．分娩の場を共有するすべての者が，医療チームとして産婦の分娩への主体的参加を推奨し，できる限りのサポートをする．それにより，分娩を通じての成果物（具体的には母子の健常性，出産満足度，母子の愛着，子育てへの意欲など）に大きな影響を及ぼすと信じている．

産婦の身体の声をききながら分娩介助に臨む

　先に述べたように，分娩介助技術を向上させる前提として，産婦自身が自己の身体の変化を感じられることは大変重要である．それに加えて，分娩介助者も産婦の状況を十分に理解し，安全な分娩へと導くために，産婦の身体の声をきけるようになることが求められる．

　筆者は，以下の3種類の「きく」という手段を用いて産婦の状況を理解する（分娩時のアセスメントを行う）ことが重要であると考えている．

　1つ目のきくは「聞く」である．この意味は，音を耳で感じ取ることや，自然に耳に入ってくることを指し，英語で表現するとhearである．2つ目のきくは「聴く」である．この意味は，注意深く耳を傾けることや，内容をより深く理解しようと能動的にきくことを指し，英語で表現するとlistenである．3つ目のきくは「訊く」である．この意味は，ものを尋ねることや，問いかけることを指し，英語で表現するとaskである．実際のケア場面で，3種類の「きく」を具体的に考えてみよう．

「聞く」

【場面1】
39週4日の経産婦．陣痛発来から半日ほど経過したが，陣痛が微弱傾向で分娩はゆっくりと進行していた．助産師がそろそろ経産婦の観察に訪室しようと考えていたところ，経産婦の部屋から，突然「あぁ〜」と声が聞こえた．助産師は，急速に分娩が進行したのではないかと推測し，部屋に駆けつけた．

この場面では，助産師は産婦の声をきこうと思って聞いたわけではない．予期せず産婦の声を耳で感じ取り，「もしかしたら急に分娩が進行したのでは？」と推察して，部屋に駆けつけるという行為につなげている．

「聴く」

【場面2】
40週1日の初産婦．前期破水のため夜間に入院となった．朝10時から陣痛が発来し，その後分娩は順調に進行した．子宮口が8cmまで開大した18時頃より，軽度早発一過性徐脈が散見されるようになり，医師に報告した．助産師がは，胎児心拍数派形を継続的に観察していたが，20時30分に子宮口全開大を確認した後から，レベル4の高度変動一過性徐脈が出現した．助産師は急ぎ医師の立ち会いを要請し，急遂分娩や新生児蘇生を準備した．

この場面では，助産師が分娩の進行に伴って変動する胎児心拍数に注意深く耳を傾け，異常波形の出現やそのレベルに応じて，医師への報告，立ち会い要請，急遂分娩や新生児蘇生を準備という行為につなげている．

「訊く」

【場面3】
38週6日の初産婦．陣痛発来の主訴で入院となった．入院時に既破水であり，軽度の羊水混濁がみられた．助産師は産婦に，前から破水に気づいていたのか，黄色っぽい帯下はいつからあったのかなどを尋ね，すぐに分娩開始装置を装着し，胎児のWell-Beingを確認した．

この場面では，助産師は陣痛発来を主訴として入院した産婦が既破水で，軽度

の羊水混濁があったことから，より詳細な方法を知る必要があると判断し，産婦に破水や羊水混濁の自覚について問いかけている．そして，胎児の健常性を確認するために，速やかに分娩監視装置を装着するという行為につなげている．

　実際の現場では，助産師は先に述べた3種類の「きく」を駆使しながら，複雑な現象を理解して産婦の状況を的確に判断し，その先を予測し，助産師の意図的行動へとつなげていると考えられる．

　分娩介助技術の向上は，まず的確な産婦の状況把握とその先を予測した助産師の意図的行動があってこそのものであり，そうでなければ母子の安全が保障できない．会陰保護がうまくいったとしても，新生児が重度の仮死状態であったり，母体が大出血でショック状態になったり，その徴候を見逃すようでは，何の意味もない分娩介助になってしまう．

　助産師が分娩介助の技を磨き，それを熟練させていくことは，産婦が安全でかつ満足感の高いお産を実現することでもある．

　産婦の有する出産能力を上手に引き出すためにも，産婦の身体の声をききながら分娩介助に臨みたいものである．

APPENDIX

仰臥位分娩介助技術 Q&A

会陰に加わる負荷が分散されているかどうかはどのように確認したらよいのでしょうか？

会陰部が児頭に押されて著しく伸展し，膨隆してくるような場合，あるいは陰門（腟口）が雨滴型（図14）に広がるような場合は，娩出力が会陰部に強く加わっていることを示しています．このようなときは，会陰に加わる負荷を分散させることが効果的です．

会陰に手掌を当て，保護の手を母体恥骨側に向かわせます．それにより，娩出力が徐々に骨盤軸（骨盤誘導線）にそって働くようになりますので，負荷が分散されていきます．陰門（腟口）が円形を呈してくると負荷が均等に分散されていると判断できます．

このように娩出力の方向を調整することで，会陰部が際立って膨隆することはなくなり，陰門（腟口）は均等に円形に広がっていきますので，会陰裂傷は生じにくくなります．

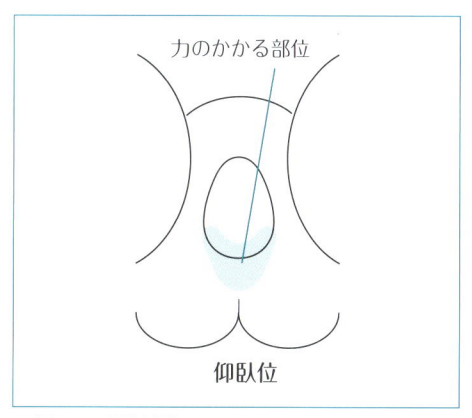

※図14　雨滴型
肛門痛や会陰裂傷を生じやすい．

（村上明美：自然分娩における骨盤出口部の産道の形態変化と助産術．日本助産学会誌，12(1)：17-26，1998．）

会陰切開を実施した時の会陰保護の方法は？

会陰切開を最大限効果的に活用するには，切開部が左右に大きく広がることが大切です（**図15**）．そのためには，会陰が十分伸展した状態で切開を実施する必要があります．

会陰切開を行うタイミングは，児頭が発露になっている時期が適当です．排臨の時期では会陰が十分に伸展していないため切開部が効果的に広がりにくく，会陰切開の機能を十分に果たしません．しかしながら児頭発露も終盤になってしまうと，局所麻酔を実施したり，剪刀を挿入したりする余裕がなくなってしまい，間に合わない場合は裂傷が生じてしまいます．

現在の臨床現場では，助産師が会陰切開を行うことはほとんどありませんので，会陰切開を実施する産科医師と助産師が連携して，もっともタイミングよい時期に実施してもらうことが必要です．

会陰切開が入った会陰に大きな負荷が加わると，切開が延長して大きな創を生じさせてしまいます．会陰保護の要領としては，本文（p26）とDVD（1-5）を参考にして，切開が入っていない部分の陰門（腟口）の伸展を活用するとよいでしょう

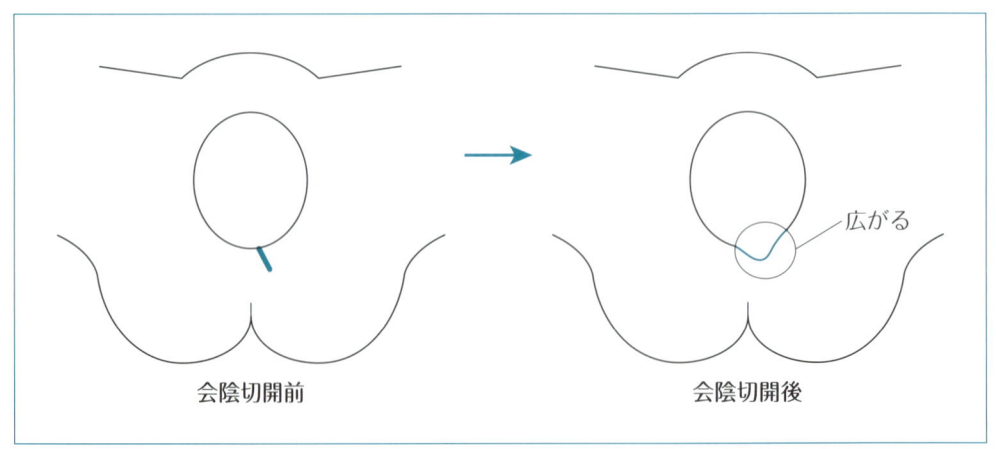

❖図15　会陰切開部の広がりかた

> ほとんどの分娩に会陰切開が入るので，後輩に会陰保護の有効性をどのように指導したらよいかわからないのですが．

　臨床で，ほとんどの産婦に会陰切開が入ってしまう場合は，会陰保護技術を習熟させることは難しいです．分娩介助技術は，分娩介助の経験を積み重ねて徐々に修得できるものですので，理論的に理解していても実践できないことが多々あります．

　まずは，軟産道の伸展が良好な経産婦の事例から，産科医師に少し会陰切開を入れるタイミングを遅らせてもらい，少しづつ会陰切開を入れない分娩を増やしていってはいかがでしょうか．

　指導する助産師が修得していない基本的な技術を，後輩には指導することはできません．院内でその技術の修得（On the Job Training）が難しい場合は，本書や付属のDVDで学習を深め，院外での研修（Off the Job Training）の場を探してみましょう．外部での分娩介助技術の研修会が開催されていたり，地域によっては助産院で研修ができたりします．熟練の技術を，まずは見せてもらうことです．

> 娩出期であっても体位変換が可能ですか？

　分娩の進行状況に寄りますが，基本的に可能です．臨床でも娩出力が不十分なときは，あえて産婦にMc Robertsの体位を取ってもらい，胎児を娩出しやすくすることはよくあります．

　フリースタイル分娩を取り入れている施設では，もうすぐ児頭発露という状況でも陣痛が微弱傾向にあれば，産婦に椅坐位やスクワットの姿勢を取ってもらい，児頭の下降を促しています．

回旋が不十分なときの対応には
どのようなものがありますか？

　児頭が十分に下降してしまうと，回旋を修正することはなかなか難しいです．児頭が骨盤濶部より高い位置にあるなら，産婦の体幹を立てて，アクティブチェアに座ってもらったり，歩行を促したり，立位で腰を左右に振ってもらったりと，骨盤の関節を積極的に動かすことで回旋が促されることがあります．

　回旋が不十分と判断される場合は，産婦を臥位にせず，体幹を立てた姿勢を取ってもらうのがよいでしょう．

会陰がむくんでしまったときの対処方法は？

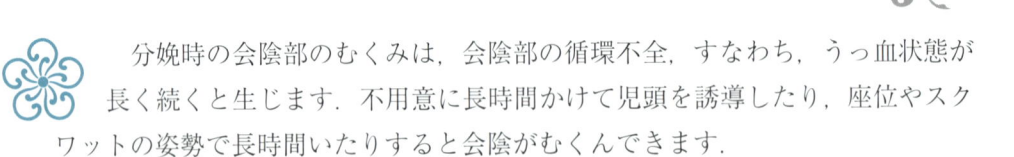

　分娩時の会陰部のむくみは，会陰部の循環不全，すなわち，うっ血状態が長く続くと生じます．不用意に長時間かけて児頭を誘導したり，座位やスクワットの姿勢で長時間いたりすると会陰がむくんできます．

　会陰にむくみが生じてきたら，早めに姿勢を変えて，うっ血を改善しましょう．さらに，会陰部を温罨法するなど，温めて血液循環を促進してもよいでしょう．

　一度むくんでしまうと，状態がすぐに改善することはありません．会陰がむくむと組織が脆弱になりますから，会陰の伸展性は悪くなり，会陰裂傷が生じやすくなります．

会陰切開や会陰裂傷の縫合部痛を軽減する方法はありますか？

　創部の治癒を促すには，まずは創部の清潔を保ち，安静にすることです．医師に縫合糸の結紮をきつく締めすぎないように頼むこともひとつです．

　創部が小さければ，当然ながら縫合部痛も軽度です．したがって，会陰裂傷や会陰切開ができるだけ小さな創ですむように，陰門（腟口）全体を伸展させ会陰部だけに負荷が加わらないような分娩介助を心がけてください．

　もし，大きな創になってしまった場合は，産婦に無理に縫合部痛を我慢させずに，痛み止めを上手に使って痛みをコントロールすることも大切です．

裂傷が生じたときに，どこまでなら何もせず経過観察してよいのでしょうか？

　会陰裂傷の深さが最も重要です．筋層に達していない1度の裂傷なら，縫合しないで治癒することが多いです．ただ，1度であっても創が大きい場合は縫合するという医師もいます．会陰裂傷が筋層まで達している場合は，1針だけでも縫合したほうが治癒しやすいです．

　縫合した場合としない場合で，どちらの方が効果的かというエビデンスは十分ではありませんので，今後の研究結果が待たれるところです．

DVDで学ぶ助産師の「わざ」
仰臥位分娩介助技術 ―熟練の技を求めて　　　ISBN978-4-263-23598-0

2015年9月10日　第1版第1刷発行
2024年1月10日　第1版第3刷発行

編著者　村　上　明　美

発行者　白　石　泰　夫

発行所　医歯薬出版株式会社
〒113-8612　東京都文京区本駒込1-7-10
TEL.（03）5395-7618（編集）・7616（販売）
FAX.（03）5395-7609（編集）・8563（販売）
https://www.ishiyaku.co.jp/
郵便振替番号 00190-5-13816

乱丁，落丁の際はお取り替えいたします　　　印刷・あづま堂印刷／製本・愛千製本所
© Ishiyaku Publishers, Inc., 2015. Printed in Japan

本書の複製権・翻訳権・翻案権・上映権・譲渡権・貸与権・公衆送信権（送信可能化権を含む）・口述権は，医歯薬出版（株）が保有します．
本書を無断で複製する行為（コピー，スキャン，デジタルデータ化など）は，「私的使用のための複製」などの著作権法上の限られた例外を除き禁じられています．また私的使用に該当する場合であっても，請負業者等の第三者に依頼し上記の行為を行うことは違法となります．
[JCOPY]＜出版者著作権管理機構　委託出版物＞
本書をコピーやスキャン等により複製される場合は，そのつど事前に出版者著作権管理機構（電話03-5244-5088，FAX 03-5244-5089，e-mail：info@jcopy.or.jp）の許諾を得てください．

付属DVD
仰臥位分娩介助技術

収録内容

1 仰臥位分娩介助の要点

1. 産婦を分娩台に上げるタイミング　　　　　　4:06

2. 外陰部消毒を始めるタイミング　　　　　　　5:43

3. 分娩進行が緩徐なときの姿勢の工夫　　　　　1:33

4. 会陰保護の3つの機能を意識した分娩介助　　4:09

5. 会陰縫合痕のある経産婦の会陰保護　　　　　3:26

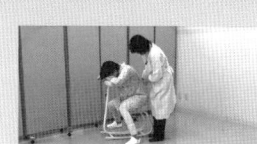

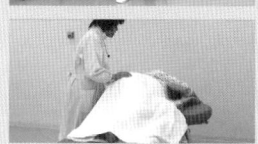

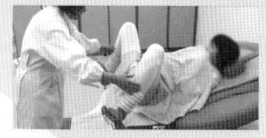

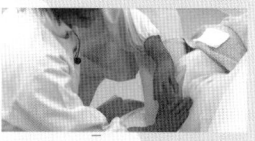

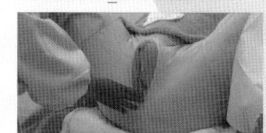

2 仰臥位分娩介助の実際

1. Case1　　初産婦　　　　　　　　　　　　14:58

2. Case2　　経産婦　　　　　　　　　　　　10:38

（本編約50分）

付属DVD 「仰臥位分娩介助技術」について

<使用上のご注意>

- 本DVDはDVDビデオ対応プレーヤーでご覧ください．
- 本DVDをご使用になった結果について，医歯薬出版株式会社および本DVD制作関係者は一切の責任を負いません．
- 本DVDに収載されている動画は研究用に撮影された映像をもとにしているため，画質の悪い箇所があります．ご了承ください．
- プライバシー保護の為，音声を消している箇所がございます．ご了承ください．
- 本DVDの映像については，撮影の目的を明示して産婦さんご本人より承諾を得ています．
- 本DVDビデオでは，本編画面左上にタイムコードを表示しています．分娩進行状況などをご確認いただく際の，おおよその経過時間の参考としてご利用ください．
- 表示されているタイムコードは録画開始時点からの経過時間であり，分娩経過時間ではありませんのでご注意ください．また，編集箇所により不連続になっている部分がございます．ご了承ください．

<著作権に関して>

- 本DVDを無断で複製・上映・公衆送信（送信可能化にすることを含む）・改変をすることは法律により禁止されています．
- 本DVDは，図書館およびそれに準ずる施設において，館外へ貸し出しすることを禁止します．

<お問い合わせ先>

- 弊社ホームページ https://www.ishiyaku.co.jp/ebooks/ よりお問い合わせください．ホームページにアクセス出来ない方につきましては，FAX（03-5395-7606）にてお受けいたします．